皇汉医学精华书系

[日] 丹波雅忠 ◎ 著

卢承顶　田思胜 ◎ 校注

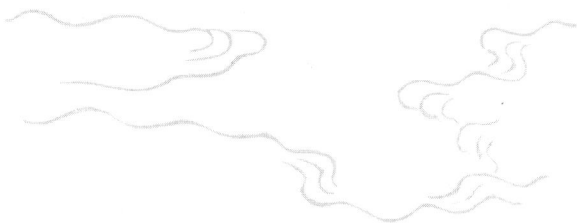

医略抄

中国健康传媒集团

中国医药科技出版社

内 容 提 要

　　《医略抄》成书于永保元年（1081），为丹波雅忠节录选要中国晋、唐时期方书的医方，结合家传单验方而成。全书共 52 篇，收方 240 余首。该书现存有日本宽政七年（1795）聿修堂刻本、《续群书类丛》排印本，还可见于《皇汉医学丛书》。

图书在版编目（CIP）数据

　　医略抄 /（日）丹波雅忠著；卢承顶，田思胜校注 . — 北京：中国医药科技出版社，2019.9
　　（皇汉医学精华书系）
　　ISBN 978-7-5214-1123-2

　　Ⅰ . ①医…　Ⅱ . ①丹…　②卢…　③田…　Ⅲ . ①方书—研究—中国　Ⅳ .
① R289.2

　　中国版本图书馆 CIP 数据核字（2019）第 072886 号

美术编辑　　陈君杞
版式设计　　也　在

出版　**中国健康传媒集团** | 中国医药科技出版社
地址　北京市海淀区文慧园北路甲 22 号
邮编　100082
电话　发行：010 - 62227427　邮购：010 - 62236938
网址　www.cmstp.com
规格　710 × 1000mm $\frac{1}{16}$
印张　2 $\frac{1}{4}$
字数　27 千字
版次　2019 年 9 月第 1 版
印次　2019 年 9 月第 1 次印刷
印刷　三河市万龙印装有限公司
经销　全国各地新华书店
书号　ISBN 978-7-5214-1123-2
定价　**15.00 元**

获取新书信息、投稿、为图书纠错，请扫码联系我们。

丛书编委会

总 主 编　田思胜

副总主编　张永臣　马梅青

编　　委　（按姓氏笔画排序）

王明亮　王春燕　尹桂平　卢承顶

田　虎　边　莉　李明轩　杨其霖

张　晶　范延妮　赵　琼　赵雨薇

郝菲菲　翟文敏　薛远亮

前　言

　　中医学博大精深，源远流长，不仅为中华民族的繁衍昌盛做出了巨大贡献，同时远播海外，对世界医学的发展影响极大。

　　中国与日本是一衣带水的邻邦，中医学对日本的影响尤其重大。早在秦朝中医药文化就已经传播到了日本，《后汉书》载徐福等上书言海中有三神山，于是秦始皇遣"福入海求仙"而达日本。相传徐福通医术，精采药和炼丹，被日本人尊为"司药神"。南北朝时期，吴人知聪携《明堂图》共一百六十四卷到日本，对日本汉方医学的发展产生了重要影响，之后出现了一些著名的医家和医著，形成了早期的汉方医学。隋唐时期，日本派往中国的遣隋使、遣唐使学习佛法、政治与文化，同时也把中国的中医药书籍如《四海类聚方》《诸病源候论》等带回了日本。日本大宝年间，天皇颁布"大宝令"，采纳唐制设置医事制度、医学教育、医官等，并将《针灸甲乙经》《脉经》《小品方》《集验方》《素问》《针经》《明堂》《脉诀》等列入医生学习必修书目，仿效中医。除此之外，还邀请中国高僧鉴真东渡日本，传律讲经，传授中医药知识和药材鉴别方法等。自此，日本朝野上下，重视中医，出现了许多以研究中医学而著称的学者。公元984年，日本医学界产生了一部极为重要的著作，即丹波康赖撰写的《医心方》，主要从我国中医经典医籍中摘要精华内容，经改编后用日文出版，成为中日医药交流一大成果，影响日本医学界近百年。金元时期，中国出现了金元四大家，形成了著名的学术流派，同样在日本也形成了三大流派。日本医家田代三喜留华12年，专攻李杲、丹溪之学，回国后成立了"丹溪学社"，奉丹溪翁为医中之圣，后传其学至弟子曲直濑道三，曲直濑道三以朱丹溪理论为核心，汇入个人经验形成独自的医学体系"后世派"。明代初期，《仲景全书》和宋版《伤寒论》在日本出版，引起了很大轰动，许多医家热衷研究和学习《伤寒论》，加之当时儒教盛行，国学复古思潮高涨，与此相应也出现了提倡医学应复归于古代中国医学根本的呼声。结合当时中国在中医研究方面注重《伤寒论》的情况，伊藤仁斋等认为《伤寒论》是医学的原点，主张复古，从张仲景《伤寒论》原点研究《伤寒论》，之后形成了以吉益东洞为代表的"古方派"。此时期，荷兰医学在日本开始盛行，采用汉方医学与荷兰医学折衷方法行医的医家逐渐增多，出现了《解体新书》等西洋医学与汉方医学结合的著作，形成了"折衷派"。

　　古方派重视中国古典医学著作如《黄帝内经》《神农本草经》《伤寒杂病论》，

其中尤为推崇张仲景所著的《伤寒论》与《金匮要略》，奉张仲景的著作为圭臬。主张医方亦应回归到医学的真正古典，亦即东汉时代《伤寒杂病论》为主的观点，树立以《伤寒论》为中心的医学体系作为目标，用《伤寒论》中的独自法则来解释《伤寒论》。认为《伤寒论》113方中的绝大多数方剂适合于临床应用，其治疗理论应当分型证治，由此奠定了汉方医学重视实证治疗并崇尚古典经方应用的基础。

正是在这种风气下，吉益东洞从《伤寒论》原点出发，针对《伤寒论》和《金匮要略》中的方药设计了一套特定处方对应特定证候的"方证相对"医疗方案，并重新整理拆解《伤寒论》和《金匮要略》。选用二书220首方剂，采取"以类聚方"，重新编排，集原书各篇中方剂应用、辨证立法条文列于该方之后，后附作者的考证及按语，解释原文中症状特点和方证内涵，编写了《类聚方》一书。同时，他对《伤寒论》《金匮要略》中常用54种药物进行研究，每品分考征、互考、辨流、品考四项，"指仲景之证，以征其用；辨诸氏之说，以明其误"，主张"万病一毒"，认为用药治病是以毒攻毒，进而撰成《药征》一书。

清代乾嘉时期朴学兴起，考据之风盛行。此风传入日本后，各地文运大兴，风靡日本儒医两界。江户儒家山本北山、大田锦城、龟田鹏斋等建立了日本考证学派。作为山本北山学生的丹波元简与其子丹波元胤、丹波元坚，亦深受儒家思想的熏陶。在儒家重现实、重人文传统的影响下，丹波元简父子重视清儒与医家著作的研究。他们兼通医儒，上承家学，旁通中国经史小学，秉承清儒的治学态度，借鉴清儒的治学方法，参考和引用中国历代医家的研究成果，客观真实，撰成如《伤寒论辑义》《金匮玉函要略辑义》《脉学辑要》《素问识》《灵枢识》《医賸》《救急选方》《伤寒论述义》《金匮玉函要略述义》等著作，集众家之长于一炉，驳误纠讹，分明泾渭，发前人所未发。又参稽相关的医籍文献，持之以医理，征之以事实，旁征博引，穷源竟委，廓清了一批聚讼纷纭的问题。其严谨文献考证学态度，深受中日两国学界好评。

《皇汉医学精华书系》选取吉益东洞、丹波元简父子、汤本求真等古方派医家中的精华医著，进行校注整理，付梓刊印，以期为广大读者呈现日本古方派医家研究以《伤寒论》为代表的医著精华。

由于水平有限，虽几经努力，但选书校注等定会存在不足之处，恳请读者不吝赐教，批评指正。

田思胜
2019 年 8 月于山东中医药大学

校注说明

《医略抄》一卷，作者丹波雅忠（日本）。丹波雅忠（1021~1088年）为日本平安时代的名医，出身医学世家，曾祖丹波康赖撰有《医心方》，祖父丹波重雅和父亲丹波忠明均为侍医，丹波雅忠继承父祖家业，专业于医，十四岁参加自康赖以来就断绝了的医道课考试。后来历任典药头侍医、右卫门佐。丹波雅忠医术精湛，被称为"日本扁鹊"，著有《医略抄》《医心方拾遗》《清法略治》《神遗方》等。

《医略抄》成书于永保元年（1081年），为丹波雅忠节录选要中国晋唐时期方书的医方，结合家传单方验方而成。全书共52篇，收方240余首。该书现存有日本宽政七年（1795年）聿修堂刻本、《续群书类丛》排印本，还可见于《皇汉医学丛书》。

此次点校主要依据以下几个原则：

1. 选本。此次整理以日本宽政七年（1795年）聿修堂刻本为底本，以1955年人卫本《皇汉医学丛书》整理刊印的版本为校本，以《医心方》《诸病源候论》《千金要方》《外台秘要》等为参校本。

2. 原书竖排改为横排。采用现代标点方法，对原文进行重新句逗。凡书中用"右"字代表上下文者，按横排习惯改为"上"字。

3. 底本中的繁体字、异体字（包括俗字、古体字）、假借字一律予以径改，均用标准简体字，不出注。

4. 中药名称根据《中华人民共和国药典》尽量规范统一，如连乔——连翘，旋复——旋覆，不出注。

5. 凡底本与校本互异，若显系底本脱误衍倒者，予以勘正，并出校注明。若难以判定是非，或两义均通者，则出校并存。若属一般性虚词，或义引、节引他书而无损文义者，或底本不误而显系校本错误者，一般不予处理。凡底本中大字误作小字，或小字误作大字者，则据文义、体例予以勘正。凡底本与校本虽同，但据本书体例、文义判定确属有误者，亦予以勘正，并出校说明。若虽疑有误而难以判定者，则不妄改，只出校注明疑误、疑衍、疑脱、疑倒之处。

6. 凡属书名一律加书名号，不出校。

校注者

2019 年 5 月

序

古经方如葛仙翁、孙真人诸名医之所撰也。而以本草仲景书律之，则似有不合绳墨者。时以方士禁咒之术涉迂怪者，杂出其间，又有僻药而不易办者，或有凡品而不堪服者，是以可用于今者，若甚鲜矣！岂立方之指深奥幽微，非浅庸所能测耶？抑时世之变，方域之殊，情性之差使然邪？然临病对证而施之，则效应如神，其出于意虑之表者，不暇枚举。乃与后世诸家，执泥引经报使之说，而所制迥别，是古经方所以不可废于今也。《医略抄》者，我家主税公，摘录单行径易之方，以备卒病暴疢之检用。分门五十集，方二百四十有二，所援引晋唐经方凡三十四家。虽卷页无多，辑搜极广，间有《千金》《外台》所未载，后世方书所罕睹，其可尽用于今与否，姑置而弗论也。本朝经方旧籍之存者，仅仅不过数家，宁容不珍而宝诸，兹岁春简偶得是书，喜剧。唯辗转誊录，讹舛颇多，因不揣谫陋，略为之校订，亟锓诸梓，用广传布。央载公在承历宽治之间，名声大振，而有日本扁鹊之称，则其术之神可想也。则斯书所收，必是亲验屡效者，奇方灵剂，盖亦不鲜也，简将与同仁试焉。

宽政七年五月望日丹波元简谨书

医略抄

夫病源之候，其流不一，疗治之方，其趣旁□简按：此字偏旁蠹残难辨，不敢妄补填，姑仍其旧。诸家传论先贤撰集，汉家本朝斯汇盖多。或卷轴既繁，有烦披阅，或部帙相混，难支危急。仍为遣卒尔之疾类。聊抽诸方之简要，□□□□□□□亦不敢顾时俗之嘲，只为省暗质之惑也。于时永保辛酉之年三月七日。

侍医丹波雅忠撰之

目　　录

一、痈疽方

《病源论》云：痈者，六腑不和所生也；疽者，五脏不调所生也。凡肿一寸至二寸，疖也，二寸至五寸，痈也，五寸至一尺，痈疽也。

又云：肿高者疮源浅，肿下者疮源深，大热者治简按：《病源》作"易治"，小热者难治。

崔禹云：五月勿食未成核果，及桃李枣，发痈疖。

《千金方》云：恒冷水射之，渍冷石熨之，日夜忽简按：忽，据《外台》当作"勿止"二字，待瘥住手。

又云：此病忌面、酒、肉、五辛等。

葛氏方云：但灸其上百壮。

《本草拾遗》云：水蛭，人患痈疽毒肿，取十余枚令唼简按：唼，《证类本草》作"啖"。注云：一作"唌"。唌字书无所考，唯《龙龛手鉴》所六切，有音而无义，窃疑臽宿字体近似，故啗①讹为唌耳。病处无不差者。原注：今按《经心方》云，以水蛭食去恶血。

刘涓子方云：破甘蕉根薄之。

徐伯方云：捣苦苣薄上，又食良。

二、疔疮方

《病源论》云：疔疮者，风邪毒气，持②于肌肉所生也。初如风疹，搔破青黄汁出，里有赤黑脉如鱼眼，赤黑久结，皆变成疮。疮下有深孔，如大针穿之状。手足头面骨节间者。其毒入腹，则烦闷不

———————————

① 啗：同"啖"。
② 持：《医心方》作"搏"。

001

住，或如醉，如此者，二三日便死也。

此疮有十三种，其色白黑红也，口有大小，肿非一样。四肢沉重，头痛呕逆，逆者难治。

《千金方》云：此病者忌猪、鱼、韭、葵、酒、酢、面、葵等。又见豹即死，大忌之。原注：《今古录验方》云：七日不得食^①□□酒肉五辛生冷酢滑者，不得带赤者有毒，唯用白色者。○简按：见豹即死，《千金》无所考，唯有忌见^②□勃见之即死之戒。《外台》引《录验方》云：此皮不赤有毒纯白者上，此注不得^③□当^④□□□二字义始通。

《录验方》云：五香方，青木、沉香、丁子、藿香各一两，水三升，煮取一升半，分三服。得麝香二分，去藿香。原注^⑤：□□方同之。

《极要方》云：捣茺蔚叶薄肿上，服汁令疔毒内消。

《百济新集方》云：取菊叶合茎捣，绞取汁三升，顿服之。

三、中风口噤方

《病源论》云：诸阳经筋，皆在于头。三阳之筋，并结入于颔颊，夹于口。诸阳为风寒所客，则筋急，故口噤不开也。

葛氏方云：取大豆五升，熬令黄黑，以五升酒渍取汁，以口灌之。

《千金方》云：术四两，酒三升，煮取一升，顿服之。

又方，服淡竹沥一升。

《新录方》云：灸承浆穴，在颐前下唇之下。

又方，灸颐尖十壮。

---

① 食：此下脱文，《医心方》作"盐及"。
② 见：此下脱文，《千金要方》作"麻"。
③ 得：此下脱文，不可考。
④ 见：此下脱文，不可考。
⑤ 注：此下脱文，不可考。

四、中风口喝方

《病源论》云：风邪入于足阳明、手太阳之经，过简按《病源》作"遇"，是。寒则筋急引颊，故使口喝僻，言语不正。

《千金方》云：炒大豆三升，令焦，酒三升淋取汁，顿服之，日一。

《集验方》云：取空青如枣者，着口中含咽之，即愈。原注：《千金方》：如豆一枚，含之。

《范汪方》云：豉五升，茱萸一升，合煮三沸，去滓，饮汁神验。

又方，两手又于头上随僻左右，灸肘头三四壮。

五、中风舌强方

《病源论》云：脾脉络胃夹咽，连舌本，散舌下。心之别脉，系舌本。今心脾两脏受风邪，故舌强不得语也。

《范汪方》云：豉煮汁渐服，一日可数十过，不顿多。

又方，新好桂削去皮，捣下筛，以三指撮着舌下咽之。

又方，灸廉泉穴，在颊下结咽，上舌本。

葛氏方云：灸第二第三椎上，百五十壮。

六、中风卒失音方

《病源论》云：喉咙者，气之所以上下也；喉简按：今本《病源》作"会"厌者，声之门户也；舌者，声之机；口者，声之扉也。风寒客于喉厌之间，故卒然无音，故谓风简按：原本作"盛"，今据《病源》校改失音不语。

《范汪方》云：大豆一升，熬令焦，好酒二升，合煮令沸。随人多少服，取令醉。原注：谓之"大豆紫汤"。

《千金方》云：浓煮大豆汁含之，豉亦良。

又方：灸天窗、百会穴。原注：《新录方》同之。

孟诜《食经》云：杏仁三分，去皮熬，别捣作脂。桂心末一分，和如泥，取李核^①许，棉裹，少咽之，五夜一^②。简按：《证类本草》引《孟诜》作"绵裹含，细细咽之，日五夜三"。

又方：捣梨汁一合，顿服之。

七、中风言语错乱方

《病源论》云：风邪者，谓风气伤于人也。以身内气血为正。外风气为邪，内损简按：今本《病源》作"腑脏内损"，血气外虚，则为风邪所伤也。故病有五邪，一曰中风，二曰伤暑，三曰饮食劳倦，四曰中寒，五曰中湿。其为病不同。中邪者，发时则不自觉知，狂惑妄言，悲喜无忧是也。

《僧深方》云：人参、茯苓、茯神、白术、菖蒲各三两。凡五物，水一斗，煮取二升半，去滓，先食服八合，日三。简按：《外台》引《范汪》名"五邪汤"即是。

《范汪方》云：茯神、菖蒲各三两，赤小豆三十枚，人参、茯苓各三两。凡五物，水一斗，煮取二升半，分三服。简按：《外台》引《录验》名"茯神汤"即是。

《经心方》云：乌头一分，炮，恒山、甘草、葱利（简按：未详何物，《本草》藜芦一名葱苒，大上膈风涎，窃疑"利"是"苒"之讹）、桃花各一分。

五味，好酒四升，煎取一升，顿服，大吐。

---

① 李核：《医心方》作"李核七个"。
② 五夜一：《医心方》作："日五夜一"。

八、目入芒草沙石不出方

葛氏方云：磨好书墨，以新笔染注瞳子上。

又方，盐豉各少少著水中，临视之即出。

《广济方》云：取少许瓹带烧作灰，水服方寸匕，立出。

《治眼方》云：吞蚕矢一枚。

又方，灸足中指节上，随目左右。原注：《千金方》同之。

《范汪方》云：瞿麦，干姜。

凡二物，等份为散，以井花水服一刀圭，日三。

九、治卒鼻衄方

《病源论》云：肺开窍于鼻，热乘于肺，则气热也。简按：《病源》
作"热乘于血，则气亦热也"。气血俱热，血随气发出于鼻为衄。

《医门方》云：上实下虚，其人必衄。衄发从春至夏为太阳衄，
从秋至冬为阳明衄。

《小品方》云：干姜屑，龙骨末，吹之即止。

《千金方》云：冷水净漱口，含水，以苇管中吹二孔中，即止。

又方，温①布薄胸上。

葛氏方云：苦酒渍绵，塞鼻孔。

又方，釜底墨末，以吹纳鼻中。

《广济方》云：新汲水淋头顶上六七斗，并将浸②□立效。

《范汪方》云：书额上作"由"字。

《如意方》云：取衄血以书其人额云"今日血忌"字即上。简按：

---

① 温：《千金方》作"湿"。
② 浸：此下有脱文，《医心方》作"脚"

《医心方》作"今^①□日血忌字即止，当随今日甲乙"。

《广利方》云：浓研经墨，点鼻中立效。简按：《医心方》注"经墨者，久墨也"。

一○、百虫入耳方

葛氏方云：以好苦酒，渍椒灌之，以起行便出。

又方，捣生姜汁灌之，韭汁亦佳。

《千金方》云：桃叶塞耳，立出。

又方，以葱涕灌耳，即出，大验。

《新录方》云：干姜末吹耳中，出。

又方，绵裹铜屑，塞耳。

一一、食诸果中毒方

《养生要集》云：取其余类烧作末，服方寸匕，便吐出良。

又方，甘草，贝齿，粉简按：陶氏《本草》序例、《千金方》，并作"胡粉"。凡三物，等份作末，以水服，良。

又方，以小儿简按：《医心方》引本草儿下有"溺"字，《证类》序例同乳汁二升，服之良。简按：《医心方》"服二升亦佳"，《千金方》同。

又方，含白蜜嚼之，立愈。

一二、食诸菜中毒方

葛氏方云：煮豉汁，饮一二升。

---

① 今：此下有脱文，《医心方》作"某"。

又方，煮葛根汁饮，亦生嚼咽汁。

《养生要集》云：捣胡麻，以水服二合。

一三、食诸鱼中毒方

《小品方》云：煮橘皮淳饮之佳。简按："淳"，《外台》作"停冷"二字。

又方，春马鞭草，饮汁一升，即消去。

又方，生姜叶亦佳。

《集验方》云：煮芦根，取汁饮之。

崔禹锡《食经》云：犀角二两，细切，以水四升煮取二升，极冷服之。

一四、治食诸鸟中毒方

葛氏方云：服头垢一钱匕。

又方，水渍豉，取汁饮数升。

一五、食诸肉中毒方

葛氏方云：以水五升，煮三升土，五六沸，下之食顷，饮上清一升。

《录验方》云：水六升，煮大豆三升，取汁二升，服之。

又方，服土浆一二升。

《千金方》云：掘地三尺，取下土三升，以三升水煮土五六沸，取上清饮一升，顿愈。

《小品方》云：取其畜干屎末，水服佳。

一六、食诸菌中毒方

葛氏方云：掘地作坎，入简按：《医心方》作"以"水满中搅之，服一二升。

又方，浓煮大豆汁，服之。

又方，古贤口传云：粟粥服之，忽愈云云。

一七、治食蜀椒毒方

葛氏方云：蜀椒闭口者有毒，食之气便欲绝，及吐白沫，并吐下者，煮桂饮其汁。原注：崔禹锡《食经》同之。

又方，多饮冷水，一二升。

又方，以鸡毛摘其咽中。简按：《本草序例》《千金》并云"鸡毛烧吸烟，及水调服"，与此不同。

又方，食土一升许。原注：《范汪方》"饮土浆"。

《范汪方》云：煮葵汁饮之。

一八、治食噎不下方

《病源论》云：食噎，此由脏气冷，而不理，津液涩少，不能传行，饮食入则噎塞不通，故谓之食噎。胸内痛，不得喘息，食不下是也。

葛氏方云：以针三七过刺水中，东向饮其水良。

又方，烧羚羊角，多少饮之。

又以羚羊角，磨^①□上。

---

① 磨：此下脱文，《肘后备急方》作"噎"。

又方，橘皮三两，以水三升，煮取一升饮之。

《广利方》云：蜜一匙，含细细咽则下。

一九、食诸鱼骨哽方

葛氏方云：鱼骨烧，服少少。

又方，鸬鹚羽烧末，水服半钱。原注：今案《集验方》用屎，《如意方》用骨。

又方，烧鱼纳服之。

《龙门方》云：取纸方寸，书作"甲子"字，以水服即下。

又方，鱼纳^①覆头立下。

又方，取獭骨含之立下。

二○、食诸肉骨哽方

葛氏方云：白雄鸡左右翅大毛，各一枚，烧末，水服简按：原本作"服水"，今据《外台》校改一刀圭。

《僧深方》云：烧鹰屎，下筛，服方寸匕。

《新录方》云：酱清一升，服之。

又方，酒服盐灰，方寸匕。

二一、诸杂哽方

葛氏方：刮东壁土，以酒和服。

又方，末瞿麦服，方寸匕。

---

① 纳：《医心方》作"网"。

又方，以皂荚屑，少少吹纳鼻中，使得嚏哽出。

二二、误吞水蛭方

崔禹锡《食经》云：服马蓼汁，甚效也。

二三、饮酒大醉欲死方

《养生要集》云：赤小豆以水煮取汁，一升冷饮之，即解。

又方，生葛根，捣绞取汁，饮之。

《录验方》云：煮菘汁饮之，最佳。

苏敬《本草》注云：饮酒连日不解方，食软熟柿。

崔禹锡《食经》云：煮鲶食之止醉，亦治酒病。

今按《食经》解酒毒物：寄居，蟹，蛎，丹黍，胡麻，熟柿，葵菜，苦菜，水芹，菰根。

简按：《医心方》有龙蹄子、田中螺子，凡十二种。

二四、金创血不止方

《千金方》云：烧人矢灰，敷之。原注：今按熬马矢封之。

《范汪方》云：莲子草汁注中止，冬月未干者敷之。

二五、治毒箭所伤方

葛氏方云：捣蓝青绞汁饮，并薄创，无蓝绀辈简按：《千金》作"青布渍"三字。绞汁饮之，亦以汁灌创中。原注：《小品方》同之。

又方，煮藕饮汁，多多益善。

《千金方》云：煮芦根饮汁，一二升。

《集验方》云：剥桑白皮，去上黑者，以裹之，桑白汁入创，冬月用桑根皮汁。

二六、铁箭镝锥刀医针不出方

葛氏方云：捣杏仁涂之。原注：《录验方》同之。

又方，取鹿角烧作灰，猪膏和敷之。

《千金方》云：白蔹、半夏等份，末，酒服方寸匕，日三。

《小品方》云：牡丹一分，白蔹一分，末，酒服方寸匕，日三，自出。原注：《千金方》白蔹一分。

又方，取妇人月经衣已污者，烧末酒服，日三，立出。原注：《集验方》同之。

《录验方》：大麻子三升，作末，以水和，使得三升，汁温服之。须臾出。

《医门方》云：瓜蒌揭薄疮上，日三，自出。

二七、竹木壮刺在肉中不出方

（简按：杨雄《方言》云：凡草木刺人，北燕朝鲜之间，谓之壮。郭璞注：今惟南人亦呼①□□□也，此言壮刺盖其义也。）

葛氏方云：取根茎合捣，以筛薄之创口，虽合自出。

又方，取鹿角②□□水和涂之，立出，远久者，不过一③□。

又方，捣乌梅水和涂上立出。原注：今按《集验方》"白梅"。

---

① 呼：此下有脱文，《广雅疏证》作"壮壮伤"
② 角：此下有脱文，《外台秘要》作"烧灰"。
③ 一：此下有脱文，同上作"夕"

《录验方》云：末王不留行，服即出。

二八、汤火烧灼方

葛氏方云：破鸡子白，涂之。

又方，以豆酱涂之，此二药皆能不痛，不成疮。

又方，末石膏涂之，立愈。

《极要方》云：削梨贴，不烂易愈。

《千金方》云：榆白皮，嚼涂之。

《龙门方》云：新出牛屎涂，瘥。

又方，桑柴灰和水涂，瘥。

二九、从车马并高所落方

葛氏方云：取茅蓟藕根叶简按：《外台》引《肘后》，作"茅连根叶"，捣绞服汁一二升，不过三四服愈。

又方，末鹿角，酒服方寸匕，日三。

又方，地黄干三在随简按：恐是"随在"之讹，今本《千金》文，与此不同。宜用服取消。原注：《千金方》《医门方》同之。

《极要方》云：服虎魄屑神验，能治瘀血。

《千金方》云：折疼痛简按：今本《千金》作"伤折疾痛"，烦躁，啼叫不得卧，取鼠矢，烧末筛，以猪膏和涂痛上即安。

三〇、犬啮人方

《病源论》云：凡被狗啮创，忌食落葵，虽瘥，经一二年，亦重发。

葛氏方云：以沸汤和灰，以涂创上，又，苦酒和涂之。

又方，以热牛矢涂之。

又方，捣干姜服，二方寸匕。

又方，以头垢，少少纳创中。

《集验方》云：以火炙腊灌创中。又，取灶中热灰，粉创中，裹缚立愈。原注：葛氏方同之。

三一、马咋噙人方

葛氏方云：割鸡冠血，沥着创中，三下。

又方，月经博简按：《外台》作"敷"，此当傅讹，上最良。

《极要方》云：马鞭鞘长二寸，鼠矢二七枚，合烧末，以膏和涂之，立验。

《小品方》云：捣车前叶敷之。

《经心方》云：末雄黄敷疮上，日二。

又方，用铜青敷疮中好。

三二、众蛇螫人方

《病源论》云：凡中蛇者，勿正言其名，恶蛇之类甚多，蛇毒之猛者，中人不即治多死。

又云，入林中，行有落人颈背上者，然自不甚啮人，啮人必死。此蛇无正行，大者不过四五尺，世人呼为青条蛇，其尾二三寸色黑者，名熇尾，毒众简按：《病源》作"最"猛烈，中人立死。

又云：凡蛇创未愈，禁热食，热食便发。

葛氏方云：中蛇毒勿得渡水，渡水则痛甚于初螫，虽车缸亦不免，捣葎草以敷疮上，立愈。

又方，捣生蓼绞取汁，饮小小，以滓敷之。

又方，挼青蓝敷之。

又方，嚼干姜敷疮上。原注：《耆婆方》屑薄之。

《僧深方》云：以头垢着创中，大良。

《千金方》云：灸上三七壮。又方，捣葵取汁，服之。

《集验方》云：捣大蒜涂之，即愈。

苏敬《本草》注云：捣落石绞洗之，并服良。

《龙门方》云：蜂巢烧灰封，瘥。又方，捣梨敷之。原注：《耆婆方》同之。

《本草》云：蛇虺百虫毒，雄黄、巴豆、麝香、干姜并解之。原注：《范汪方》雄黄干姜同之。

三三、卒心腹俱痛欲死方

《病源论》云：心腹痛者，由腑脏虚弱，风寒客于其间之故也。

葛氏方云：桂心三两，切以水一升八合，煮得八合，去滓顿服，无桂者，干姜亦良。

又方，捣生菖蒲根汁，少少令下咽，即愈。

《医门方》云：以沸汤一升，和盐二合，服之佳。

《僧深方》云：吴茱萸二升，以酒五升，煮取二升，分二服甚良。亦以水可煮之。简按："可"字疑当在"以"字前。

《经心方》云：黄连八两，水七升，煮取一升五合，分服五合，日三。

三四、卒霍乱方

《病源论》云：霍乱者，由人温凉不调，阴阳清浊二气，有相干乱之时。其乱在肠胃之间者，自过饮食而变，发则心腹绞痛。其有先心痛者，则先吐；先腹痛者，则先下利；心腹并痛者，吐利。霍乱有三名，一名胃反，言其胃气虚逆，反吐饮食也；二名霍乱，言其病挥霍之间，便致缭乱也；三名走哺，言其哺食变逆者也。

《千金方》云：凡诸霍乱，忌米饮，胃中得米，即吐不止简按：不止，原本作"药心"，今据《千金》及《医心方》校改，与厚朴良。

又云，此病定已，一日不食为佳，仍须三日，少少与粥，三日已后，乃恣意食息也。

《录验方》云：单煮厚朴，饮一二升，有效。

又方，煮梨叶服之。原注：《医门方》同之。简按：《医心方》注引《医门方》云：取梨口叶一大握，以水二升，煮取一升，顿服立瘥。

《小品方》云：取藿香一把，以水四升，煮取一升，顿服立愈。原注：今按《本草》云，一把重二两为正。

又方，煮青木香汁饮。至佳。

《医门方》云：吐下不止者，煮百沸汤，细细添生水，热饮之。原注：今按那繁论云：熟水一升，生水一升，相和饮之良。○简按："那繁"当是"删繁"，然《医心方》、源顺《和名抄》等，并作"那繁"，故仍其旧。

《通玄方》云：木苽煮作饮，服之。原注：今按《本草》陶注云：若实并枝煮饮之。

《救急单验方》云：桂三两，煮汁取一盏，顿服验。

苏敬《本草》云：绞痛者，粟米泔汁饮数升，立瘥。

《小品方》云：洞下腹痛者，以生艾一把，以水三升，煮得一升。顿服之良。

葛氏方云：转筋者，若酒和粉涂痛上，不能语者，饮竹沥少少许。

陶宏景《本草注》云：霍乱转筋者，但呼木瓜名，及书上良，作木瓜字皆愈。

三五、妊身胎堕血不止方

《病源论》云：此由堕胎之时，余血不尽，故令腹痛。

葛氏方云：艾半斤，酒四升，煮取一升，顿服之。

《撰集要方》云：乌翼毛烧，三指撮着酒服之。

又方，烧鸡毛，服亦佳。

《僧深方》云：丹参十二两，酒五升，取煮三升，分三服即愈。

三六、令易产方

《产经》云：妊身垂七月，常可服丹参膏，坐卧之间，不觉忽生也，以温酒服，如枣核，日三。

《小品方》云：马衔一枚，觉痛时，左手持之。

《子母秘录》云：带獭皮吉。

三七、产难方

《病源论》云：产难者，凡有数种，或先漏胞去血，子脏干燥；或子宫宿挟疾病；或触犯禁忌；或产时未至，便即惊动，秽露早下，子道干涩，妇力瘦弱，皆令产难。凡腹痛腰未痛者，未产；腹腰连痛者，即产也。

《产经》云：产难时，皆开门户、窗、瓷①瓶、釜一切有盖之类，大效。

又方，取真当归，使产者左右手持之，即生。一云用槐子。

---

① 瓷：《医心方》作"瓮"。

又方，以大麻子二七枚，吞之立生。

又方，取弓弩弦，令带产者腰中，良。

葛氏方云：吞大豆三枚。又方，吞槐子三枚。

《录验方》云：破大豆，以夫名字书豆中，合吞之，即生。

《新录方》云：葵子二七枚，服之。

三八、逆生方

《病源论》云：逆产犹初觉腹痛，产时未到，惊动复早，儿转未竟，便用力产，则令逆也，或触犯禁忌所为。

《集验方》云：逆生横生不出。手足先见方：其父名书儿足下即顺。

又方，以盐涂儿足底，又可忽搔爪之。

又云：逆生手足先出者方：取三家饭，置儿手内即顺。

《新录方》云：取三家水，服并洗手即顺生。

《僧深方》云：熬葵子令黄，三指撮酒服之。

三九、横产方

《病源论》云：横生者，产时未到，始觉腹痛，惊动损简按：损，《病源》作"伤早"二字，儿转未竟，便用力产之，故令横生。

《产经》云：取春杵头糠，刮如弹丸，酒服之，即顺生。

《小品方》云：瓜蒌实中子一枚，削去尖者，以水浆吞之，立产。

葛氏方云：服水银如大豆二枚。

又方，取梁上尘，三指撮服。

又方，烧铁杵令赤，纳酒中饮之。

又方，烧斧如上。

《集验方》云：菟丝子，酒若米汁，服方寸匕，即出。

又方，车前子服之，如上法。

四〇、子死腹中方

《病源论》云：此或因惊动倒仆，或染温疫伤寒，取毒入于胞脏，致令胎死，其候当胎处冷，为胎已死也。简按：此论与今本《病源》大异，《千金》《外台》亦无所考，疑是他书之文。

《小品方》云：吞水银一两，急出。

又方，捣芎䓖，酒服方寸匕，神良。

《僧深方》云：取牛膝根两株，拍破以沸汤汲简按：《医心方》作"泼"字，书泼灌也之，饮汁，儿立出。

又方，好书墨三寸，末，一顿饮之，即下。

葛氏方云：以苦酒煮大豆，令浓，漉取汁，服三升，死胎即下。

《龙门方》云：桃根者简按：疑是"煮"字浓，用浴膝下，立出。

《千金方》云：以牛屎涂①□□上，立出。

《产经》云：取瞿麦一把，煮二三沸，饮其汁立出。一方治简按：《医心方》引《小品》作"筛"下，服方寸匕。

四一、胞衣不出方

《病源论》云：有产儿出，而胞不落者，世谓之息胞，由产出而体疲，不能更用气简按：《病源》"气"下有"产"字。胞经停之间，外冷气乘之，则血道涩，故胞不出。若挽其胞系断者，其胞上则毙人。

又方，多服猪肪。

---

① 涂：此下有脱文，《医心方》作"母腹"

又方，以水煮弓弦饮之，一升许。原注：《小品方》同之。

陶宏景《本草注》云：吞胡麻油少少。又方，取弓弩弦缚腰。

葛氏方云：月水布烧末，以服少少。

《僧深方》云：水银服如大豆二枚。又方，取夫单衣若巾，覆井立出。

《小品方》云：小麦小豆合煮汁，饮立出。

又方，井中土如梧子大，吞之。

又方，男吞小豆七枚，女吞十四枚。原注：《集验方》同之。

《龙门方》云：取灶中黄土末，着脐中。原注：《广济方》三指撮水服之。

四二、小儿断脐方

《产经》云：凡儿断脐法，以铜刀断之，或以竹刀断之吉，脐当令长六寸，长则伤肌，短则伤脏。

又古人云：小儿脐结落，若其肤烂有脓气者，一日不令沐浴例也。

又方，胞衣如和布裹儿放取更断脐云云。简按：以上二条，《医心方》不载，文义难通，所称古人，盖本朝之人。

四三、小儿乳付次第

《产经》云：儿初生时，先去口中舌上衔血，即不去，须臾凝吞入，令儿成腹中百病。原注：以绵缠手指头，以拭去之。更次取甘草，如手中指一节许，打研简按：《医心方》作"碎"，以水二合，煮取一合，与之令吮也。口传云：以无名指涂之云云。次与朱蜜，《产经》云：三日可与，令儿镇精神魂魄。真朱精练研者，加大豆，多以赤蜜一蚕按：《医心方》有壳字，《和名类聚抄》引《文字集略》，蚬音显，亦作蚝，字典引《集韵》，蚝蚬同，和之。次与牛黄，益肝胆，除热定惊，辟恶气也，次与人乳。

四四、小儿丹疮

《病源论》云：风热毒客在腠理，热毒搏于血，蒸发于外皮，上热而赤，如涂丹，故谓之丹也。

《产经》云：夫丹者，恶毒之气，五色无常，赤小豆，作屑以甘草汤涂之。原注：今按《录验方》"和麻油涂之"。

《录验方》云：取甘松根薄之，亦宜服少许汁。

又方，捣慎火草，薄之。

《千金方》云：牛矢涂之。

《小品方》云：水中苔敷之。

又方，芒硝纳汤中取汁，拭上。

《新录方》云：水若油研支子仁简按："支""栀"通，《太平御览》引《本草经》，"栀子"作"支子"，《本草和名》作"枝子"采汁洗之。

又方，生蓝汁涂之。

《范汪方》云：以生鱼血涂之。原注：苏敬《本草》注"鲤血良"。

《本草拾遗》云：鲫鱼脍，主小儿大人丹毒。

四五、治小儿霍乱方

《病源论》云：小儿肠胃嫩弱，因解脱逢风冷，乳哺不消，而变吐利也。或乳母触冒风冷，食生冷物，皆冷气流入乳，饮之亦成霍乱。

《录验方》云：煮厚朴服之。又方，煮梨叶服之。

《千金方》云：牛涎灌口中。又方，热牛矢汁，含之。

四六、小儿月食疮方

《病源论》云：耳鼻口间生创，谓之月食创，其疮随月生死，因以为名。世云：小儿见月初生，以手指指之，则令耳下生创，呼为月食疮。

《千金方》云：苏简按：《千金》作"酥"，"酥""苏"古通和胡粉涂之。

又方，烧蚯蚓矢，和膏敷之。

葛氏方云：以五月五日，虾蟆屑，和膏敷。

《产经》云：取罗摩草汁，涂上。

又方，锉槐枝煮取汁，洗之。

《龙门方》云：猪脂和杏仁敷之。

徐之才方云：小柏皮，捣为末，敷之。

四七、小儿食草芥哽方

《产经》云：好蜜，少少饮之。

又方，末瞿麦，服方寸匕。

又方，猪膏和鸡子吞之，不去复吞两三过，良。

四八、小儿误吞针方

《千金方》云：吞磁石枣大，立出。原注：今按《产经》末少少服之。

四九、小儿食鱼骨哽方

《产经》云：以大刀环摩喉，二七过良。

又方，烧鱼骨末，水饮良。

又方，烧鸱鹕羽，末，水服之，即出。

五○、小儿饮梅李辈哽方

《产经》云：以水灌儿头上，承取汁简按：《外台》引《肘后》，作"其水"，与饮之良。原注：葛氏方同之。

五一、落水死方

《应急灵妙药方》云：急解去死人衣带，灸脐中即治简按：《拾芥抄》作"活"。

五二、鼠咬方

《同妙药方》云：麝香涂帛上，系咬处。

附

引用书简称全称对照

《病源论》《病源》：隋·巢元方著《诸病源候论》

崔禹：隋·崔禹锡，著《食经》

《千金方》《千金》：唐·孙思邈著《备急千金要方》

《外台》：唐·王焘著《外台秘要》

葛氏方、《肘后》：晋·葛洪著《肘后备急方》

《本草拾遗》：唐·陈藏器著

《证类本草》《证类》：宋·唐慎微著《经史证类备急本草》

《龙龛手鉴》：辽·行均著

《经心方》：唐·宋侠著《经心录方》

刘涓子方：晋·刘涓子著，南北朝·龚庆宣重编《刘涓子鬼遗方》

徐伯方：南北朝·徐文伯著《徐文伯药方》

《录验方》《录验》：唐·甄立言著《古今录验方》

《极要方》：不详

《百济新集方》：不详

《新录方》：隋·魏孝澄著《新录单要方》

《集验方》：南北朝·姚僧垣著

《范汪方》：晋·范汪著《范东阳方》

孟诜、孟诜《食经》：唐·孟诜著《食经》

《僧深方》：南北朝·僧深著《释僧深药方》

《本草》：不详

《治眼方》：不详

《广济方》：唐玄宗（李隆基）敕撰《开元广济方》

《医门方》：不详

《小品方》：晋·陈延之著

《如意方》：梁·简文帝（萧纲）御著

《医心方》：日·丹波康赖著

《新录方》：不详

《养生要集》：晋·张湛撰

《广利方》：唐德宗（李适）御纂《贞元集要广利方》

《龙门方》：不详

《耆婆方》：不详

苏敬《本草》：唐·苏敬著《新修本草》

《通玄方》：北周·支观著

《救急单验方》：不详

陶氏《本草》、陶宏景《本草注》：即梁·陶弘景著《本草经集注》

《和名抄》：日·源顺著《和名类聚抄》

《撰集要方》：不详

《产经》：不详

《子母秘录》：唐·许仁则撰

《本草和名》：日·深根辅仁著

徐之才方：不详

《应急灵妙药方》：不详

《拾芥抄》：《拾芥略要抄》